南方医院李可中医药学术流派

国家传承基地主任吕英（主任医师）

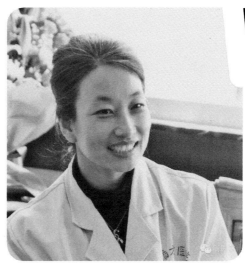

李可古中医学派精要

吕英　编著

中国中医药出版社

·北京·

图书在版编目（CIP）数据

李可古中医学派精要 / 吕英编著 . —北京：
中国中医药出版社，2020.3（2022.11重印）
ISBN 978-7-5132-5912-5

Ⅰ . ①李… Ⅱ . ①吕… Ⅲ . ①中医流派－研究
Ⅳ . ① R-092

中国版本图书馆 CIP 数据核字（2019）第 276132 号

中国中医药出版社出版

北京经济技术开发区科创十三街 31 号院二区 8 号楼
邮政编码　100176
传真　010-64405721
北京联兴盛业印刷股份有限公司印刷
各地新华书店经销

开本 787×1092　1/16　印张 1.25　字数 27 千字
2020 年 3 月第 1 版　2022 年 11 月第 3 次印刷
书号　ISBN 978－7－5132－5912－5

定价　48.00 元
网址　www.cptcm.com

服 务 热 线　010-64405510
购 书 热 线　010-89535836
维 权 打 假　010-64405753

微信服务号　zgzyycbs
微商城网址　https://kdt.im/LIdUGr
官 方 微 博　http://e.weibo.com/cptcm
天猫旗舰店网址　https://zgzyycbs.tmall.com

如有印装质量问题请与本社出版部联系（010-64405510）

目　录

一、概　要

（一）学术框架一览表

1. 气一元论

2. 元气

3. 中气

4. 根气

5. 萌芽

6. 三观四律五道六径（痰饮水湿瘀积滞）

　　三观：以宇宙观参生命观，以生命观参疾病观。

　　四律：天地规律、生命规律、疾病规律与个体禀赋特殊规律。

　　五道：气道、血道、水道、脉道、络道。

　　六径：临床参悟出回归生生之源的六条捷径及其代表用药如下（临证时并不只局限于下述药和方）。

　　（1）火生土、土伏火——四逆汤类方。

　　（2）督脉——（大剂）黄芪。

　　（3）《伤寒论》184条"阳明居中，主土也，万物所归，无所复传"——石膏、大黄、生地黄、白术、黄芪。

　　（4）真阴——熟地黄。

　　（5）中脉——茯苓。

　　（6）甲胆——白芍。

7. 阴阳五行经脉脏腑气血津液一气贯通认识六经

　　三阴三阳六个界面多维观：

　　11个太阳界面　　　　　　10个阳明界面　　　　　　9个少阳界面

　　11个太阴界面　　　　　　16个少阴界面　　　　　　7个厥阴界面

（二）教材病机相应表

少阴元气阴阳俱损（阴阳俱虚，正气虚衰）

水寒水浅龙雷火奔（阴阳失调，内生火邪）

沉寒痼冷元阳不足（阳虚邪盛，阴寒内生）

寒湿阴霾窃踞阳位（阳气虚，阴邪盛）

三阴本证虚寒湿化（阳虚寒盛，内生寒湿之邪）

甲胆逆上风火相煽（肝风肝阳上扰，木生火太过）

土气内匮寒热内生（正气虚衰，阳虚生寒，气虚生热，津亏液损生热，湿郁化热）

土不伏火（土气不足，内生火邪）

土失载木（土气不足，风木之气下陷和/或直升，内生寒火二邪）

大气失运中轴不稳（正气大虚）

萌芽元气蓄健不力（肝肾阴精亏虚）

阳明厥阴同时失阖（阴阳失调，阳偏盛）

脂膜分肉火热秽毒（津液亏损内生火邪）

厥阴风木疏泄失常（风气内动）

厥阴中气同时下陷（气虚生寒）

少阳枢折寒热气结（少阳枢机不和）

厥阴中化太过为火（内生火邪）

阳明本体液津血少（液涸津损血亏）

卫气虚寒血热鸱张（营卫不和寒热虚实夹杂）

阳明失降燥热火证（阳偏盛）

阳明从中太阴湿盛（阴偏盛）

厥阴失阖开到太阳，寒热虚实同时夹杂（表里寒热虚实错杂）

太阳寒热邪贯表里（表里同病）

气血水脉络道不通（经络痹阻）

阳亡阴竭气液两脱（亡阳脱证）

中气溃败胃气将绝（后天胃气绝证）

痰饮瘀秽内干清窍（痰瘀内停上犯清窍）

三焦水火道路不畅（三焦膀胱气化失常）

二、病 机

（一）基本病机（32条）

1. 凡病皆为本气自病

2. 少阴元气阴阳俱损

3. 水寒龙火飞

4. 水浅不养龙

5. 沉寒痼冷元阳不足

6. 寒湿阴霾窃踞阳位

7. 三阴本证虚寒湿化

8. 甲胆逆上风火相煽

9. 土气内匮寒热内生

10. 土不伏火

11. 土失载木

12. 中气不足清浊相干

13. 升降乖乱中焦阻格

14. 痰饮瘀秽内干清窍

15. 水火三焦气化失常

16. 大气失运中轴不稳

17. 萌芽元气蓄健不力

18. 阳明厥阴同时失阖

19. 脂膜分肉火热秽毒

20. 厥阴风木疏泄失常

21. 厥阴中气同时下陷

22. 少阳枢折寒热气结

23. 厥阴中化太过为火

24. 阳明本体液津血少

25. 卫气虚寒血热鸱张

26. 阳明失降燥热火证

27. 阳明从中太阴湿盛

28. 厥阴失阖开到太阳，六气夹杂虚实同现

29. 太阳少阴表里同病，气血水脉络道不通

30. 阳亡阴竭气液两脱

31. 中气溃败胃气将绝

32. 伏邪作祟邪正相争

少阴元气阴阳俱损，水寒水浅龙雷火奔，
沉寒痼冷元阳不足，寒湿阴霾窃踞阳位，
三阴本证虚寒湿化，甲胆逆上风火相煽，
土气内匮寒热内生，土不伏火土失载木，
中气不足清浊相干，升降乖乱中焦阻格，
痰饮瘀秽内干清窍，水火三焦气化失常，
大气失运中轴不稳，萌芽元气蓄健不力，
阳明厥阴同时失阖，脂膜分肉火热秽毒，
厥阴风木疏泄失常，厥阴中气同时下陷，
少阳枢折寒热气结，厥阴中化太过为火，
阳明本体液津血少，卫气虚寒血热鸱张，
阳明失降燥热火证，阳明从中太阴湿盛，
厥阴失阖开到太阳，六气夹杂虚实同现，
太阳少阴表里同病，气血水脉络道不通，
阳亡阴竭气液两脱，中气溃败胃气将绝，
凡病皆为本气自病，伏邪作祟邪正相争。

（二）延展病机（36 条）

1. 三阴冰凝

2. 厥阴寒厥本证

3. 厥阴热厥变证

4. 釜底釜中火不足

5. 寒邪直中少阴

6. 寒邪直中三阴

7. 阴盛格阳

8. 痰瘀蒙闭清窍

9. 火毒充斥三焦

10. 水热气结壅阻三焦

11. 阳郁不达

12. 肺胸膺膈胁阳明失降

13. 肺之化源不足

14. 肺燥津枯

15. 肾水上泛

16. 水气凌心

17. 蚕丛络道伏热

18. 燥湿俱盛，脾胃失和

19. 厥阴下陷或 / 和直升或 / 和横逆

20. 阳明伏热

21. 壮火食气

22. 冲任气血不足

23. 肾精不足

24. 水之源木之根不足

25. 志意失和

26. 血失和（血寒血少血热血瘀同时存在）

27. 邪伏膜原

28. 阴毒内伏

29. 邪陷至阴

30. 邪火扰心（神）

31. 邪少虚多

32. 表气不固（藩篱疏松）

33. 卫气失用

34. 营气虚不仁

35. 三阴热化变证至三阳界面

36. 肝肺顺接不利

三、传 承

（一）理论来源

1. 易经

《易经·系辞上》曰："一阴一阳之谓道。"先天乾坤两卦，乾为纯阳对应火，坤为纯阴对应土，乾坤化合遵循中国文化的中和之道。后天坎卦为二阴抱一阳，体现了万事万物阴为阳之基的阴阳关系。

后天坎卦☵，实乃先天乾坤两卦化合而成，对应水，坎中一点真阳乃人身立命之本，李可老中医认为这是火神派始祖郑钦安所创，并提出生命之奥秘全在于此，此论先天肾气，属混元一气，对应了"大哉乾元，万物资始，乃统天……至哉坤元，万物资生，乃顺承天"的原动力和自强不息、厚德载物的生生之气，故提出立足先天肾气，凡病皆为本气自病，一首四逆汤可治多病。

2. 河图

李可老中医认为彭子益先生以易论医，创河图五行运行以土为中心论，中气如轴，十二经（五脏六腑）经气如轮，轴运轮转，轴停轮止，生命终结，此论后天胃气。立足人身脏腑而言，脾胃属后天，前述之后天胃气（即如轴之中气）属先天亦属混元一气，二者对应在不同时空中对土（中气）的认识。

3.《黄帝内经》《难经》《神农本草经》《伤寒杂病论》

《黄帝内经》是一部论述生命规律的智慧宝典。《难经》是在《黄帝内经》基础上提出八十一个问题进行重点讨论，是对《黄帝内经》的补充。《神农本草经》论述了药物所禀赋的天之气地之味的和合一气之偏。《伤寒杂病论》中的方药反映的是天地规律，而人不过是禀天地阴阳五行之气而生的一个物种，故伤寒方药用对效如桴鼓，是因为人服用后顺应了天地规律，人道相合症必消。无论是单味药或复方治病，均是用天地和气之偏纠患者病气之偏，以偏纠偏实乃以气治气。在临床实践中，理法方药与药方法理均为气一元论。

李可老中医提出回归汉代以前的中医之路，《黄帝内经》《难经》《神农本草经》《伤寒杂病论》四部经典形成了完备的中医理法方药。

4. 郑钦安与彭子益学说的结合

凡病皆为本气自病，先天肾气、后天胃气实是混元一气，先天后天互为其根，"火生土"是说坎中先天一点真阳乃原动力，此火一动，四维升降各循其道，生命欣欣向荣。此火一熄，阳根被拔，生命终结。"土伏火"是说后天胃气（中气）乃先天肾气之根，生命之延续全赖中气之滋养、灌溉，土能生万物，无土不成世界。同理，人身之中土即脾胃——中气，中气左升右降，斡旋运转不停，五脏得养，生生不息，此即运中土，溉四旁，保肾气法。李可老中医将彭子益"中气者，生物之生命也"与郑钦安坎卦元气糅合为气一元论，阐释了人之生长壮老已的规律。扶阳是真理，八法不可废又是临证不偏之验证。

5.《黄帝内经》《医学衷中参西录》是萌芽理论的来源

在主气规律中，初之气厥阴风木对应日之晨、年之春，体现了天地一气运行规律，厥阴对应肝、乙木，即足厥阴肝经乙木之气；张锡纯所论"凡人元气之脱，皆脱在肝。故人虚极者，其肝风必先动，肝风动，即元气欲脱之兆也"说明肝为元气萌芽之脏。上述内容虽从不同角度论述但其内涵相同，故本流派提出萌芽是人之生机的关键，并且萌芽与根气、中气共同构成人的生命三要素。

6.《黄帝内经》《伤寒杂病论》与叶天士《临证指南医案》是络道理论的主要来源

络脉在《黄帝内经》中有多篇论述，《素问·百病始生》曰："阳络伤则血外溢，血外溢则衄血，阴络伤则血内溢，血内溢则后血。"《素问·调经论》曰："病在脉，调之血，病在血，调之络。"《素问·三部九候论》曰："经病者治其经，孙络病者治其孙络血，血病身有痛者治其经络……索其结络脉，刺其出血，以见通之。"在《伤寒杂病论》中有旋覆花汤治疗肝着，大黄䗪虫丸治疗虚劳，鳖甲煎丸治疗疟母。在《临证指南医案》中《胃脘痛》篇曰："初病在经，久痛入络，以经主气，络主血……初病气结在经，久病血伤入络。"其《疝》篇也有云："百日久恙，血络必伤。"上述内容均说明了疾病与络的关系，仲景三方更突出了散结活血通络的重要。故五道中络道在临证时是不可或缺的一条病机线路。

（二）四诊特色

1. 望、问为主，闻、切佐之，四诊合参。

2. 四诊其实是一诊，统于气一元论思维，四诊信息资料无论从哪个角度切入，四季五方一元气辨证终必归于阴阳一气圆运动失常之机理中。

3. 方便法门：围绕主症对应的圆运动失常机理确立主要矛盾，结合其他症状及舌脉确立矛盾的主要方面，最终四诊合参后确立病机，"用病机统万病，执万病之牛耳"。本流派运用"逐症分析，由博返约"这一方式进行师承，验证了这一方法的正确性。

四、方 药

（一）常用 108 首方

1. 李可大、中、小破格救心汤：附子 30～200g，干姜 60g，炙甘草 60g，高丽参 10～30g（另煎浓汁对服），山茱萸净肉 60～120g，生龙牡粉、活磁石粉各 30g，麝香 0.5g（分次冲服）

2. 生生不息方：熟附子 3g，干姜 3g，炙甘草 9g，生山茱萸 3g

厚积薄发方：熟附子 3g，干姜 3g，炙甘草 9g，生山茱萸 3g，人参 5g

3. 虎啸汤：熟附子 9g，干姜 9g，炙甘草 27g，乌梅 9g

4. 李可乌蛇荣皮汤：生地黄 30g（酒浸），当归 30g，桂枝 10g，赤芍 15g，川芎 10g，桃仁 10g，红花 10g，牡丹皮 15g，紫草 15g，定风丹 60g，白鲜皮 30g，乌梢蛇 30g（蜜丸先吞），炙甘草 10g，生姜 10g，大枣 10 枚

5. 中正方：熟附子 30g，炙甘草 60g，人参 30g，山茱萸肉 30g，生龙骨 30g，生牡蛎 30g，活磁石 30g，生地黄 60g，猪苓 10g，麻黄根 5g，乌梅 5g，炒僵蚕 5g

6. 李可攻毒承气汤：金银花 240g，芙蓉叶、连翘、生大黄、柴胡、生薏苡仁各 30g，苍术、黄柏、重楼、牡丹皮、紫草、桃仁各 15g，冬瓜仁 60g，漏芦 12g，炮甲珠、甘草、车前子各 10g（包），川楝子 30g，醋延胡索 6g（研粉冲服），芒硝 30g（另包），白酒 100g。用法：冷水浸泡 1 小时，急火煎沸 10 分钟，得汁 3000 毫升，每服 300 毫升，2～3 小时 1 次，每次冲化芒硝 10g，冲服延胡索粉 1.5 克，得泻 2 次，去芒硝不用。用于危重急腹症，一鼓作气，不分昼夜，按时连服，以阻断病势。

7. 温氏奔豚汤：熟附子 15g，紫油桂 10g（后下），红参 10g，沉香 10g（后下），砂仁 10g，山药 60g，茯苓 30g，泽泻 30g，牛膝 10g，炙甘草 30g

8. 寒湿方：泽泻 30g，白术 30g，茯苓 30g，熟附子 15g，干姜 15g，炙甘草 30g，人参 30g，生山茱萸 15g

9. 三阴寒湿方：山药 60g，茯苓 30g，泽泻 30g，牛膝 30g，白术 90g，熟附子 30g，炙甘草 60g，人参 30g，生山茱萸 30～60g

9

10. 三阴虚寒湿方：山药 60g，茯苓 30g，泽泻 30g，牛膝 30g，白术 90g，熟附子 30g，干姜 30g，炙甘草 60g，生山茱萸 30～60g，人参 30g，生龙骨 30g，生牡蛎 30g，活磁石 30g

11. 归根守静方：山药 60g，茯苓 30g，泽泻 30g，牛膝 30g，白术 90g，熟附子 30g，炙甘草 60g，生山茱萸 30g，人参 30g，生龙骨 30g，生牡蛎 30g，乌梅 30g，生半夏 30g，当归 30g，黄芪 120g

12. 逆气方：酒大黄 10g，山药 60g，茯苓 30g，泽泻 30g，牛膝 30g，熟附子 10g，炙甘草 30g，人参 30g

13. 开门逐盗方：麻黄 5g，细辛 10g，熟附子 30g，干姜 30g，炙甘草 60g，人参 30g，乌梅 9g，生半夏 30g（人参半夏乌梅四逆麻附细）

14. 高山流水方：麻黄 3～5g，桂枝 5g，赤芍 10～30g，细辛 3～5g，熟附子 15g，干姜 5～15g，炙甘草 30g，生山茱萸 15g，人参 15g

15. 独处藏奸方：熟附子 30g，干姜 30g，炙甘草 60g，生山茱萸 30g，红参 30g，生龙骨 30g，生牡蛎 30g，活磁石 30g，白芍 60g，桂枝 45g，赤芍 45g，大枣 12 枚，黄芩 45g，生半夏 30g，麻黄 3～15g，细辛 3～15g，茯苓 45g，白术 30g，生石膏 60～120g，乌梅 30g，生姜 45g

16. 日不退转方：山药 30g，茯苓 15g，泽泻 15g，牛膝 15g，白术 45g，熟附子 15g，炙甘草 30g，生山茱萸 10g，人参 15g，吴茱萸 3g，五味子 3g，桂枝 10g，赤芍 30g

17. 温通方：熟附子 15g，干姜 15g，炙甘草 45g，山茱萸 15g，人参 15g，细辛 3～5g，姜炭 5～15g

18. 三界方：黄芪 250g，熟附子 30g，干姜 30g，炙甘草 60g，生山茱萸 60g

19. 先天定坤汤：黄芪 250g，白术 90g，熟附子 30g，干姜 30g，炙甘草 60g，生山茱萸 60g，姜炭 30g

20. 炼精化气方：黄芪 120g，白术 120g，熟附子 30g，干姜 15g，姜炭 15g，生晒参 15g，红参 15g，炙甘草 60g，生山茱萸 60g，生龙骨 30g，生牡蛎 30g，活磁石 30g

21. 李可大乌头汤：黄芪 250g，熟附子 30g，制川乌 30g，干姜 30g，炙甘草 60g，生山茱萸 60g，人参 30g，麻黄 15g，细辛 45g，桂枝 45g，赤芍 45g，防风 30g，黑小豆 30g，蜂蜜 150g，生姜 45g，大枣 12 枚

22. 李可三生饮：黄芪 250g，生半夏 60g，生南星 30g，生附子 30g，干姜 45g，炙甘草 60g，生山茱萸 60g，人参 30g，黑小豆 30g，防风 30g，蜂蜜 150g，生姜 45g，大枣 12 枚

23. 李可五生饮：黄芪 250g，生附子 30g，生川乌 30g，生半夏 60g，生南星 30g，生禹白附 30g，干姜 45g，炙甘草 60g，生山茱萸 60g，人参 30g，防风 30g，大枣 12 枚，黑小豆 30g，蜂蜜 150g，生姜 45g

24. 李可重订续命煮散：麻黄 45g，干姜 45g，川芎 45g，独活 45g，汉防己 45g，苦杏

仁 45g，炙甘草 45g，天麻 45g，九节菖蒲 45g，水蛭 45g，生南星 45g，紫油桂 30g，生附子
30g，茯苓 30g，升麻 30g，细辛 30g，人参 30g，防风 30g，白芷 30g，全蝎 30g，蜈蚣 30g，
石膏 75g，白术 60g。用法：煮散 30g，加水 1000mL，加生姜 10g、大枣 3 枚，煮取 200mL，
每日 2 次服。或每服 3g，日 3 夜 1，蜂蜜 1 匙，温水调服，得效照服，不效少加，最大剂量
5g/ 次。

25. 李可培元固本散：血琥珀 50g，三七 100g（20 头），高丽参 50g，鹿茸 50g，胎盘（紫河车）50g

26. 小儿化滞方：乌梅 9g，冰糖 36g，布渣叶 5g，芒果核 10g

27. 宣降散：桂枝 5g，茯苓 10g，桔梗 5g，鸡蛋花 15g，泽泻 10g，猪苓 10g

28. 李可变通小青龙汤（此方为李可老中医 2012 年 1 月 10 日在南方医院国家基地针对
H5N1 流感防治所创）：麻黄 15g，杏仁 25g，石膏 250g，炙甘草 60g，熟附子 45g，辽细辛
45g，生半夏 65g，干姜 45g，生晒参 30g，炙紫菀 45g，炙款冬花 45g，乌梅 36g，带壳白
果 20g，射干 15g，生姜 70g，大枣 12 枚，黑小豆 30g，葱白 4 茎（后下 5 分钟），白糖 50g
（化入）

29. 李可变通大柴胡汤：柴胡 125g，生大黄 45g，黄芩 45g，白芍 45g，枳实 30g，甘
草 30g，生半夏 65g，金银花 250g，连翘 45g，木香 10g（后下），白芷 10g（后下），皂角刺
10g。用法：水 3 斤，白酒 150mL 浸 40 分钟，急火煮沸一刻，多次分服，每次 100mL，90
分钟 1 次，缓解后 3 小时 1 次，日夜连服。

30. 李可变通竹叶石膏汤：淡竹叶 24g，石膏 250g，生半夏 65g，麦冬 125g，人参 30g，
炙甘草 30g，山药 120g，巴戟天 60g，刨附片 3g（泡服对入），紫油桂 3g（泡服对入）

31. 李可变通白虎人参汤：石膏 250g，乌梅 30g，炙甘草 30g，人参 45g，粳米 50～100g

32. 变通炙甘草汤：炙甘草 60g，人参 30g，桂枝 45g，麦冬 60g，生地黄 250g，生石膏
30g，熟附子 30g，防己 30g，醋五味子 10g，姜炭 30g，大枣 30 枚，山茱萸 10g，乌梅 15g，
炒僵蚕 15g

33. 变通木防己汤：防己 10g，生石膏 10g，姜炭 10g，人参 10g，桂枝 5g，赤芍 10g

34. 变通橘枳姜汤：化橘红 50g，枳实 10g，熟地黄 60g，乌梅 10g，生姜 25g

35. 变通防己地黄汤：生地黄 90g，防己 10g，防风 10g，桂枝 5g，桔梗 5g，泽泻 10g，
石膏 30g，人参 15g，五味子 10g

36. 三阴大方：当归 10～45g，桂枝 5～45g，赤芍 10～45g，细辛 3～45g，炙甘
草 30～60g，大枣 10～25 枚，吴茱萸 10～30g，熟附子 15～30g，干姜 10～30g，白
术 15～45g，人参 15～30g，黄芪 120～250g，通草 10～30g，黄酒 100～250mL，生姜
15～45g

37. 三阳大方：柴胡 60g，黄芩 20g，生半夏 30g，白芍 20g，枳实 30g，酒大黄 20g，生
龙骨 30g，生牡蛎 30g，桂枝 20g，乌梅 15g，天花粉 30g，干姜 15g，大枣 6 枚，茯苓 60g，

黄连 30g（大柴胡汤＋柴胡桂枝干姜汤＋柴胡加龙骨牡蛎汤）

38. 三阳并病退热方：柴胡 120g，黄芩 45g，生半夏 65g，大枣 12 枚，炙甘草 45g，人参 45g，生姜 45g，桂枝 45g，赤芍 45g，石膏 125～250g，乌梅 30g，冰糖 30g

39. 阴阳双枢方：柴胡 30g，黄芩 10g，法半夏 15g，大枣 5 枚，生姜 15g，山药 60g，茯苓 30g，泽泻 30g，怀牛膝 30g，熟附子 10g，炙甘草 20g，人参 30g

40. 亢龙方：柴胡 60g，黄芩 30g，生半夏 30g，人参 30g，大枣 7 枚，炙甘草 60g，桂枝 30g，赤芍 60g，白芍 60g，乌梅 30g，生石膏 120g，熟附子 30g，甘草 30g，僵蚕 30g，姜炭 30g

41. 戊戌春困方：柴胡 60g，黄芩 20g，生半夏 30g，党参 20g，炙甘草 20g，大枣 5 枚，桂枝 30g，赤芍 60g，酒大黄 10g，蝉蜕 30g，石膏 120g，乌梅 30g，甘草 30g（或冰糖 30g），生姜 30g，葱白 4 茎（后下 5 分钟）

42. 戊戌火毒方：北柴胡 60g，黄芩 30g，生半夏 30g，甘草 30g，炒僵蚕 30g，生石膏 50g，姜炭 10g，乌梅 15g，炙甘草 20g，人参 30g，酒大黄 5g，蝉蜕 15g，赤芍 20g，白芍 20g，枳实 5g，大枣 5 枚，防风 10g，通草 10g，生姜 15g

43. 李可引火汤：熟地黄 90g，巴戟天 30g，天门冬 30g，麦冬 30g，茯苓 15g，五味子 6g，紫油桂 3g（小米吞服）

44. 降伏六气方：黄芪 250g，白芍 90g，炙甘草 90g，熟地黄 90g，巴戟天 30g，麦冬 30g，天门冬 30g，茯苓 45g，五味子 45g，紫油桂 9g（酌情加减）

45. 大气托毒方：黄芪 250g，当归 50g，薏苡仁 45g，白芷 10g（后下），蒲公英 60～120g，皂角刺 10g，紫油桂 10～15g

46. 髓血方：黄芪 120g，生地黄 120g，熟地黄 120g，炒僵蚕 30g，乌梅 30g，广升麻 30g，生石膏 30g，姜炭 30g，炒芥子 30g，桂枝 30g，煅牡蛎 75g，当归 30g，赤小豆 30g，醋鳖甲 30g，泽泻 30g

47. 肺朝百脉方：熟地黄 45g，盐巴戟天 30g，天门冬 30g，麦冬 30g，茯苓 15g，醋五味子 5g，生地黄 45g，乌梅 5g，射干 5g，生石膏 15g，生半夏 15g，猪苓 15g

48. 乙未甲胆风火方：白芍 30g，炙甘草 30g，白术 50g，茯苓 15g

49. 云手方：白芍 20g，炙甘草 20g，姜炭 10g，柴胡 3g，熟附子 3g

50. 娇芽方：吴茱萸 3g，五味子 3g，桂枝 10g，赤芍 30g，人参 15g，大枣 7 枚

51. 和风细雨方：桂枝 15g，白芍 30g，生姜 15g，大枣 4 枚，炙甘草 10g，生山茱萸 10g，乌梅 3g，砂仁 5g，饴糖 45g

52. 来复汤 1：生山茱萸 30g，人参 30g，生龙骨 30g，生牡蛎 30g，白芍 30g，炙甘草 30g

来复汤 2：生山茱萸 60g，人参 30g，生龙骨 30g，生牡蛎 30g，炙甘草 30g，白术 90g，黄芪 120g

53. 小儿腹痛腹泻方：鸡蛋花 10g，白芍 10g，大腹皮 10g

54. 浚源方：白术 30g，干姜 5～30g，炙甘草 30g，人参 30g，熟地黄 30g，山药 30g，茯苓 30g，白芍 30g，五味子 10g

55. 己丑六君子方：人参 30g，茯苓 30g，白术 30g，炙甘草 30g，生山茱萸 10g，五味子 5g

56. 三个四方：人参 30g，茯苓 30g，白术 30g，炙甘草 30g，熟附子 15g，干姜 5～15g，柴胡 30g，白芍 30g，枳实 30g

57. 后天定坤方：白术 90g，当归 15g，桂枝 5～15g，赤芍 10～45g，五味子 5g，菟丝子 30g，熟地黄 60g，山药 60g

58. 十味神效方：黄芪 45～60g，当归 10g，续断 15g，炮山甲 6g，甘草 10g，金银花 15～45g，香附 5～10g，生姜 10g，大枣 10 枚，牛膝 10～30g，桂枝 5～15g

59. 升陷汤：黄芪 18g，人参 30g，柴胡 5g，升麻 5g，桔梗 5g

60. 经典方：黄芪 120g，干姜 5～30g，人参 30g，桂枝 10～15g，赤芍 30～60g，生山茱萸 30g/ 五味子 5g/ 乌梅 10g（酌情选用）

61. 抟气致柔方：生山茱萸 30g，人参 30g，生龙骨 30g，生牡蛎 30g，炙甘草 30g，黄芪 18g，柴胡 5g，升麻 5g，桔梗 5g

62. 五虎汤：生姜 10～45g，大枣 12 枚，黑小豆 30g，核桃 6 枚（带壳，打），葱白 4 茎（后下 5 分钟）

63. 至柔方：人参 10g，生山茱萸 10g，菟丝子 15g，乌梅 3g，紫苏叶 1g，酒大黄 1g，牛膝 10g，白芍 10g，茯苓 10g，赤芍 10g，白术 10g，桂枝 5g，泽泻 10g，五虎汤原量

64. 三焦气方：酒大黄 5～10g，生山茱萸 30g，熟地黄 90g，熟附子 15g，紫油桂 15g(后下)，白术 45～60g，黄芪 45～60g，柴胡 6g，升麻 6g，桔梗 6g，桂枝 10g

65. 癸巳寒水方：茯苓 45g，白芍 45g，白术 30g，熟附子 30g，炙甘草 75g，人参 30g

丁酉寒水方：茯苓 45g，白芍 45g，白术 30g，熟附子 10g，炙甘草 30g，人参 30g

66. 营阴方：淡竹叶 5g，生半夏 15g，麦冬 30g，人参 30g，炙甘草 30g，山药 30g，盐巴戟天 15g，生地黄 15g，熟地黄 15g，桂枝 5g，生石膏 50g，熟附子 10g

67. 问天方：乌梅 9g，甘草 30g，炙甘草 30g，黄连 1～3g，升麻 5～10g

再问天：石膏 10g，人参 10g，乌梅 10g，炙甘草 30g，生甘草 30g

三问天方：乌梅 10g，甘草 30g，炙甘草 30g，广升麻 5～10g，黄连 3g，姜炭 10g，生石膏 10g，人参 10g，炒僵蚕 10g

68. 丁酉伏邪方：鸡蛋花（若无此药可用扁豆花或葛花代）15～30g，白术 10g，桂枝 2～5g，桔梗 3～5g，泽泻 5～10g

69. 骅骝方：枇杷叶 10g，防己 10g，威灵仙 10g，酒大黄 5g，蝉蜕 30g，熟地黄 30g，乌梅 5g

70. 丁酉微明方：生石膏 10g，防己 10g，桂枝 5g，赤芍 15g，葶苈子 10g，大枣 10 枚，

花椒 5g，酒大黄 5g，蝉蜕 30g，人参 10g，姜炭 10g，柴胡 10g

71. 风云际会方：熟地黄 30g，生石膏 10g，五味子 3～5g

72. 河图三八止咳方：柴胡 15g，赤芍 15g，枳实 15g，炙甘草 15g，生山茱萸 15g，人参 15g，芒果核 30g，全蝎 3g

73. 津精液方：乌梅 15g，炙甘草 30g，生甘草 30g，桂枝 10g，赤芍 45g，知母 10g，熟地黄 60g，酒大黄 5g，麻黄 3g，泽泻 10g，猪苓 10g，茯苓 10g，炒芥子 10g，姜炭 10g，升麻 10g

74. 营血火毒方：醋鳖甲 30g，当归 10g，广升麻 10g，牡丹皮 10g，甘草 15g，黄连 3g，生地黄 15g，熟地黄 30g，生牡蛎 30g，五味子 5g，乌梅 5g

75. 温毒方（伏温＋时疫）：生地黄 30g，熟地黄 30g，甘草 15g，石膏 15g，酒大黄 10g，蝉蜕 15g，栀子 15g，槐花 15g，红花 10g，皂角刺 10g，防风 10g，羌活 10g，旋覆花 5～10g，瓜蒌皮 10～30g，丝瓜络 10～15g，怀牛膝 10～30g，生牡蛎 10～30g

76. 络毒方：鸡蛋花、扁豆花、葛花各 15g，白术 10g，桂枝 5g，桔梗 5g，泽泻 10g，生石膏 10g，乌梅 10g，酒大黄 10g，熟地黄 30g，红花 5g，瓜蒌皮 10g，甘草 10g，旋覆花 10g，白茅根 10g，葱白 1/2 根

77. 温湿郁火方：柴胡 10g，黄芩 10g，滑石 10g，甘草 30g，生地黄 30g，酒大黄 5g，炒僵蚕 5g，蝉蜕 15g，赤芍 10g，白芍 10g，金银花 10g，皂角刺 10g，太子参 10g

78. 火逆方：淡竹叶 5g，生地黄 15g，泽泻 10g，桂枝 5g，赤芍 20g，炒枳实 10g，姜竹茹 10g，炒酸枣仁 10g，茯神 10g，知母 10g，柏子仁 10g

79. 解利方：生地黄 30g，熟地黄 30g，桑白皮 10g，地骨皮 10g，牡丹皮 10g，乌梅 5g，僵蚕 5g，枳实 5g，化橘红 5g

80. 明医堂清瘀热方：熟地黄 30g，生地黄 30g，桑白皮 10g，地骨皮 10g，牡丹皮 10g，乌梅 5g，炒僵蚕 5g，枳实 5g，化橘红 5g，生石膏 15g，淡竹叶 5g，生半夏 10g，醋五味子 5g，人参 10g，姜炭 10g

81. 金银丹：防己 10g，生石膏 10g，人参 10g，桂枝 5g，赤芍 10g，姜炭 10g，鸡蛋花 30g，白术 10g，桔梗 5g，泽泻 10g，黄芪 10g，当归 10g，续断 10g，皂角刺 10g，金银花 15g，生地黄 30g，甘草 30g

82. 津汗方：化橘红 50g，枳实 10g，熟地黄 60g，乌梅 10g，防己 10g，生石膏 30g，人参 30g，桂枝 5g，赤芍 10g，姜炭 10g，北柴胡 10g，炒僵蚕 10g，生姜 25g

83. 发陈方：黄芪 10g，金银花 10g，鸡蛋花 10g

84. 己亥双解方：防风 10g，白芍 30g，炙甘草 30g，酒大黄 5g，蝉蜕 30g，炒僵蚕 5g，桑白皮 5g

85. 厥阴阳明同治方：吴茱萸 5g，五味子 5g，桂枝 10g，赤芍 60～90g，石膏 15g，山药 15g，炙甘草 30g，人参 30g，生龙骨 30g，生牡蛎 30g

86. 五根汤：板蓝根 15g，葛根 15g，白茅根 15g，芦根 15g，岗梅根 15g，甘草 15g，射干 5g，柴胡 10g，黄芩 10g，石膏 30g，僵蚕 10g

87. 颈性眩晕方：法半夏 15g，白术 15g，天麻 15g，茯苓 15g，化橘红 5g，炙甘草 6g，生姜 10g，大枣 12 枚，桂枝 10g，生牡蛎 30g，鳖甲 15g，龟甲 15g

88. 毛脉合精方：生甘草 30g，炙甘草 30g，白芍 30g，赤芍 30g，茯苓 30g，熟附子 10g，盐菟丝子 15g，生石膏 10g，醋五味子 5g，生半夏 10g，人参 10g，乌梅 5g

89. 急性痔疮出血方：鸡蛋花 15g，葛花 15g，南豆花 10g，槐花 15g，地榆 15g，菟丝子 30g，升麻 6g，茯苓 15g，泽泻 15g，白芍 15g，赤芍 15g

90. 产后保健方：当归 10～30g，川芎 10～30g，姜炭 10～30g，黄芪 60～120g，生山茱萸 10～30g，大枣 5～12 枚，乌豆衣 10～30g，菟丝子 10～30g，桑寄生 30g，山药 10～30g，芒果核 10～30g，扁豆花 10g（益母草 10～30g，泽兰 10g，二药酌情使用）

91. 清养方：熟地黄 15g，菟丝子 15g，枸杞子 15g，莲须 15g，桑寄生 15g，茯苓 15g，山药 15g，甘草 5g

92. 肾十味方：菟丝子，补骨脂，淫羊藿，枸杞子，盐巴戟天，杜仲，骨碎补，川续断，仙茅，沙苑子各等量

93. 己亥折郁方：熟地黄 30g，生地黄 30g，北柴胡 10g，天花粉 15g，煅牡蛎 15g

94. 己亥陷胸汤：生石膏 10g，茯苓 30g，泽泻 30g，盐牛膝 30g，炙甘草 30g，人参 30g，姜炭 10g，瓜蒌 10g，生半夏 10g，黄连 5g，姜竹茹 10g，鸡蛋花 10～30g

95. 志意方：白术 60g，菟丝子 30g，五味子 10g，人参 10g，泽泻 10g，升麻 5g

96. 泥丸方：熟地黄 30～60g，半夏 15～30g，五味子 5～10g

97. 双苓方：白术 15g，桂枝 10g，猪苓 15g，茯苓 15g，泽泻 15g，酒大黄 5g，熟地黄 15g，乌梅 3g

98. 中脉方：茯苓 60～90g，白芍 30g，生半夏 30g，泽泻 30g，牛膝 30g，乌梅 10g，石膏 30g，党参 30g，酒大黄 10g

99. 资生方：黄芪 60g，生地黄 60g，乌梅 10g，甘草 30g，升麻 5g，酒大黄 5g，蝉蜕 15g，鳖甲 10g，赤芍 30g，白芍 30g，石膏 10g，金银花 10g，当归 10g

100. 冰火一炉方：吴茱萸 15g，五味子 15g，白术 45～120g，黄芪 60～120g，乌梅 15～30g，生牡蛎 30g，红参 30g，生附子 30g，干姜 30g，炙甘草 90g，生山茱萸 30g，麻黄 5g，细辛 5g，大枣 25 枚

101. 可燃冰方：熟地黄 120g，生地黄 120g，生石膏 120g，山药 60g，人参 30g，升麻 30g，鸡蛋花 30g，乌梅 30g，炙甘草 30g

102. 蓄水蓄血方：酒大黄 10g，滑石 15g，甘草 15g，茯苓 15g，泽泻 15g，猪苓 15g，桂枝 10g，龟甲 15g，熟附片 10g，砂仁 10g，炙甘草 20g

103. 太阴太阳主开方：麻黄 3g，石膏 30g，蝉蜕 5g，乌梅 9g，熟附子 10g，炙甘草 15g，

生甘草 15g，细辛 3g，生晒参 15g，当归 10g，黄芪 60g，熟地黄 15g，生地黄 15g，赤芍 15g，白芍 15g

104. 蠲痹止痛方：防己 10g，生石膏 10g，人参 10g，桂枝 5g，赤芍 10g，姜炭 10g，乌梅 5g，僵蚕 5g，酒大黄 5g，生地黄 15g，甘草 30g

105. 带状疱疹方药（内服）：腊梅花 15g，葛花 10g，鸡蛋花 15g，扁豆花 15g，菊花 5g，白薇 10g，生薏苡仁 30g，蒲公英 90g，茵陈 15g，太子参 15g，甘草 10g，蝉衣 15g

雄青散（外用）：雄黄 4.5g，冰片 2.1g，黄连 6g，黄芩 6g，生大黄 6g，黄柏 6g，青黛 6g，石膏 12g。用法：研细粉，以蛋清调糊外敷患处。

106. 厥阴原点起步方：北芪 250～500g，乌梅 10～30g，山茱萸 30～60g，熟地黄 90g，桂枝 30～75g，牡蛎 75～90g

107. 慎柔火痹方：枇杷叶 10g，郁金 10g，苦杏仁 10g，法半夏 10g，防己 10g，威灵仙 10g，甘草 10g，通草 5g，熟地黄 30g，乌梅 9g，盐知母 10g，菟丝子 15g，酸枣仁 15g

108. 乾坤大挪移方：炙甘草 15g，生甘草 15g，熟附子 5g

（二）常用 108 味药

1 赤芍	2 白芍	3 生甘草	4 炙甘草	5 生地黄	6 熟地黄
7 附子	8 桂枝	9 黄芩	10 黄连	11 大黄	12 麻黄
13 麻黄根	14 生姜	15 干姜	16 姜炭	17 枇杷叶	18 淡竹叶
19 石膏	20 人参	21 柴胡	22 升麻	23 桔梗	24 龙骨
25 牡蛎	26 鳖甲	27 活磁石	28 厚朴	29 杏仁	30 枳实
31 枳壳	32 淡豆豉	33 栀子	34 猪苓	35 茯苓	36 泽泻
37 牛膝	38 防己	39 防风	40 葶苈子	41 大枣	42 乌梅
43 五味子	44 山茱萸	45 化橘红	46 葛根	47 白术	48 黄芪
49 金银花	50 鸡蛋花	51 扁豆花	52 山药	53 麦冬	54 天门冬
55 半夏	56 菟丝子	57 吴茱萸	58 当归	59 桑白皮	60 射干
61 蝉蜕	62 僵蚕	63 川贝母	64 浙贝母	65 海螵蛸	66 百合
67 赤小豆	68 龟甲	69 蒲公英	70 薏苡仁	71 楮实子	72 威灵仙
73 白芥子	74 牡丹皮	75 紫油桂	76 巴戟天	77 黄柏	78 砂仁
79 知母	80 滑石	81 白豆蔻	82 藿香	83 连翘	84 前胡
85 葱白	86 通草	87 苍术	88 五灵脂	89 细辛	90 郁金
91 骨碎补	92 天花粉	93 瓜蒌	94 旋覆花	95 代赭石	96 续断
97 桃仁	98 酸枣仁	99 芦根	100 高粱米	101 皂角刺	102 款冬花
103 大米	104 枸杞子	105 九节菖蒲	106 荆芥炭	107 桑寄生	108 防风

五、案　例

　　患儿刘某，男，2005 年生，初诊日期为 2013 年 2 月 28 日，当时 7 岁多，已确诊左肾上腺母细胞瘤 5 年，因复查指标异常及影像检查显示新增结节灶，考虑复发，家长欲中西医结合治疗，特来就诊。

　　小男孩很瘦小，于 2008 年 10 月（3 岁 9 个月）确诊为左肾上腺母细胞瘤，后扩散至腹主动脉旁、后纵隔。至今已行四次手术，分别于 2008 年 10 月、2011 年 3 月、2011 年 11 月做了三次肿瘤切除术（左肾已切除），2012-03 行乳糜漏修补术。自 2008 年确诊后规范行放化疗至今。2012 年 12 月 28 日广州军区总医院 PET/CT 检查示：左后下纵隔（左侧膈肌后方）新增结节状高代谢病灶，考虑肿瘤复发。2013 年 2 月 25 日：NSE（神经元特异性烯醇化酶）：37.03ng/mL，较 2013 年 1 月 15.07ng/mL 明显增高。

　　逐年治疗方药如下：

　　2013 年癸巳年，初诊因患儿极度疲劳予来复汤加味蓄健萌芽固护元气。2 诊时第 16 次放疗结束开始化疗，重在预防化疗的胃肠道副作用，以治太阴保少阴，因气阴不足予己丑六君加味。3 诊时化疗结束，之前化疗期间的不适症状此次配合中药治疗后未出现，考虑患儿病势发展与先天元阳不足，寒冰凝滞闭阻经脉并导致水寒龙火飞，此种坚冰与火是肿瘤复发转移的主要邪气，故 4 诊趁势利用增强的元气予五生饮加味破冰通阳，温通经脉，厚土伏火。药后患儿无不适，精神体力增强，于中山一院 PET 复查肿瘤未增大，可以暂不行手术，家长甚喜，这是第一个里程碑的疗效。

　　第 5 诊化疗后复查血 NSE、LHD 明显增高，家长与主诊医生商量暂停化疗，给予三个月的观察期通过中药的干预尝试能否降低上述指标。当时分析通过五生饮破冰通阳，部分寒湿阴霾得以转化，水寒龙火飞之源头理应截断，上述指标增高对应中医的火邪，结合 2013 年下半年年运火邪盛，因病与先天不足相关，立足少阴元气考虑为水浅不养龙之病机，属引火汤使用指征。又因患儿化疗刚结束，元气抟聚不力，故使用引火汤合来复汤。三周后复查病灶未见增大，上述指标恢复正常。这是第二个里程碑的疗效。

　　之后的 6～8 诊考虑病机仍然为元阳不足，三阴冰伏，在本气增强且部分经脉逐渐疏通的基础上转破格救心汤合当归四逆吴茱萸汤，并加麻黄附子细辛汤，开腠理托透伏邪。

2014甲午年，9～17诊，考虑患儿三阴界面寒热错杂，先后予癸巳寒水方加味、黄芪乌梅半夏细辛红参、逆气方加味、引火汤加味治疗。2015乙未年，18～29诊，患儿表现以风火二邪为主，治疗以乙未甲胆风火方加减为主。2016丙申年，30～45诊，患儿表现以阳明燥热为主，先后予云手方、升降散加减治疗。2017丁酉年，46～55诊，患儿表现以土中内伏火秽毒为主，先后予问天方、丁酉伏邪方加减治疗。2018戊戌年，56～61诊，患儿表现为阳明伏热、液津血不足，先后予再问天方、木防己汤、骅骝方加减治疗。2019己亥年上半年，62～64诊，患儿表现为三焦水火道路气化不利，予丁酉伏邪方加减治疗。5年多来患儿病情持续稳定，复查相关指标正常，影像学检查显示结节未增大。

2019年8月20日，65诊，患儿复查NSE：18.02ng/mL，LDH：245U/L，均增高，家长很担心。考虑今年的邪火为阳明本体液津血不足、阳明伏热、营热、血热及深伏之阴毒，故予生地黄60g，生石膏15g，淡竹叶5g，茯苓30g，醋五味子5g，广升麻5g，醋鳖甲10g，甘草30g，乌梅5g，赤芍10g，白芍10g，姜炭10g，7剂服用半月。2019年9月8日复诊查NSE：12.7ng/mL，LDH：46U/L，均正常，第三次取得了里程碑式的疗效，予守方续服。

本例患儿的治疗充分验证了《黄帝内经》所云"不知年之所加，气之盛衰，虚实之所起，不可以为工矣"在临床疾病诊治中的重要性。